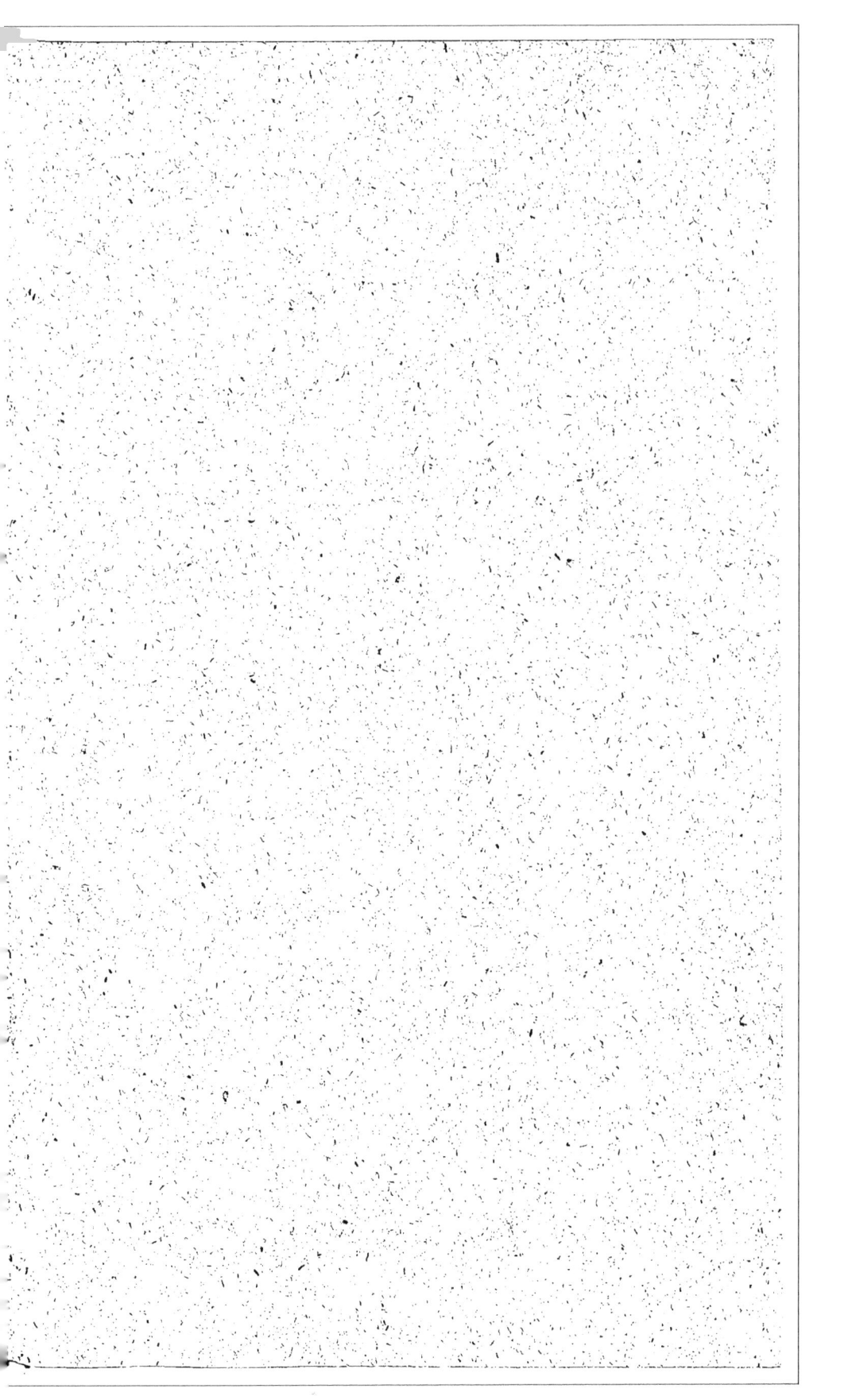

ACCORD

DE LA DOCTRINE ANTHROPOLOGIQUE

DE MONTPELLIER,

AVEC CE QUE DEMANDENT LES LOIS,
LA MORALE PUBLIQUE, ET LES ENSEIGNEMENTS RELIGIEUX
PRESCRITS PAR L'ÉTAT.

OUVRAGES DU MÊME AUTEUR.

1. Réflexions sur la Nécessité de la Physiologie dans l'Etude et l'Exercice de la Médecine, présentées à l'Ecole de Santé de Montpellier.— Montpellier, an V, in 8., de 68 pages ;

2. Observations sur quelques points de l'Anatomie du Singe Vert, et Réflexions physiologiques sur le même sujet. — Paris, 1804, in-8., de 100 pages ;

3. Traité des Hémorrhagies. — Paris, 1808, in-8., de x-403 pag.;

4. Nouvelles Remarques sur les Hernies Abdominales (1811), in-8., de 30 pages ;

5. Conseils sur la manière d'Etudier la Physiologie de l'Homme, adressés à MM. les Elèves de la Faculté de Médecine de Montpellier. — Montpellier, 1813, in-8., de 137 pages ;

6. Exposition de la Doctrine de BARTHEZ, et Mémoires sur la vie de ce Médecin. — Montpellier, 1813, in-8., de 484 pages ;

7. Réponse à la lettre de M. le Docteur CAZAINTRE, sur un cas de *Transposition des Sens.* — Montp. 1827, in-8., de 30 pages. (Extr. des *Ephémér. Médic. de Montp.*);

8. Réflexions sur quelques points de la Théorie de la Vision. —Montpellier, 1827, in-8., de 37 pages (*Idem*) ;

9. Du Dialogisme Oral dans l'Enseignement public de la Médecine. —Montpellier, 1828, in-8., de 76 pages (*Idem*);

10. Cours de Physiologie Philosophique, rédigé par le Dr KÜHNHOLTZ dans la *Gaz. Méd. de Paris : An* 1830, nos 10, 12, 14, etc. ;

11. Deux Leçons de Physiologie, faites en 1832, rédigées, d'après les notes manuelles de l'Auteur, par le Dr KÜHNHOLTZ (sur le *Vitalisme*): in-8., de vj-37 pages ;

12. Essai sur l'Iconologie-Médicale, ou sur les Rapports d'Utilité qui existent entre l'Art du Dessin et l'Etude de la Médecine. — Montpellier, 1833, in-8., de xv-296 pages ;

13. Douze Leçons de Physiologie sur les fonctions privées du Système Musculaire chez l'Homme. — Montp. 1836, in-8., de 152 pages (Extr. du *Journ. des Scienc. Médic. de Montp.*, publié par MM. ROUSSET et TRINQUIER, 1834);

14. De la *Perpétuité de la Médecine*, ou de l'Identité des Principes Fondamentaux de cette Science, depuis son établissement jusqu'à présent. — Paris et Montp. 1837, in-8., de 321 pag.;

15. Première Leçon du Cours de Physiologie de 1838-1839 : sur la Nécessité d'étudier les Cas Rares, pour le perfectionnement de la Science de la Nature Humaine.—Montpellier, 1840, in-8., de 36 pages (Extr. du *Journ. de la Soc. de Méd. Prat. de Montp.*);

16. *Sur la Philosophie Médicale de Montpellier*, à l'occasion de *Fragments de Philosophie*, de William Hamilton; trad. par M. L. Peisse.— Montpellier, 1840, in-8. (*Idem*);

17. Première Leçon du Cours de Physiologie fait en 1840 : *Le vrai fondement de la Médecine est la Réunion de l'Anatomie et de la Métaphysique de l'Homme.* — Montpellier, 1841, in-8., de 27 pages (*Idem*);

18. Ebauche du Plan d'un Traité complet de Physiologie Humaine, adressée à M. Caizergues, Doyen de la Faculté de Médecine de Montpellier.—Montpellier et Paris, 1841, in-8., de 155 p.;

19. Apologie de l'Ecole Médicale de Montpellier, en réponse à la Lettre écrite par M. Peisse à M. Lordat, insérée dans le N° 8 (1841) de la *Gaz. Médic. de Paris.* — Montpellier, 1842, in-8., de 73 p. (Extr. du *Journ. de la Soc. de Méd. Prat.*);

20. Extrait d'une Leçon faite sur les vices de l'Instinct, in-8° (1841), 7 pages;

21. Deux Leçons du Cours de Physiologie de 1841-42 : *Les lois de l'Hérédité Physiologique sont-elles les mêmes chez les Bêtes et chez l'Homme ?* — Montpellier, 1842, in-8., de 36 pages,

22. *Analyse de la Parole* pour servir à la Théorie de divers cas d'*Alalie* et de *Paralalie* (de Mutisme et d'Imperfection du parler), que les Nosologistes ont mal connus. — Montp. 1843, in-8., de 65 pages;

23. Leçons sur la Question de l'Intelligence des Bêtes. — Montp., 1843, gr. in-8., de 44 pag. (Extrait de la *Revue du Midi*);

24. Essai d'une Caractéristique de l'Enseignement Médical de Montpellier, etc. — Montpellier, 1843, grand in-4., fig.;

25. Preuve de l'Insénescence du Sens Intime de l'Homme, et Application de cette vérité à la détermination du Dynamisme Humain, à la comparaison de ce Dynamisme avec celui des Animaux, et à l'appréciation des résultats de certaines Vivisections.—Montp. et Paris, 1844, in-8., 396 p;

26. Proposition d'une *Fête Médicale Jubilaire* pour l'année 1850, à l'instar des Solennités à grande distance *célébrées par les Anciens.* — Montpellier, 1845, in-8°, de 36 pages;

27. Réflexions sur l'utilité qu'il peut y avoir à joindre la Poésie Lyrique à la pompe du *Jubilé Médical de Montpellier*, projeté pour 1850.— Montpellier, 1845, gr. in-8°, de 53 pages;

28. De la nécessité de créer, dans chaque Faculté de Médecine, une Chaire de Philosophie Naturelle Inductive, d'abord pure, ensuite appliquée à l'*Etude de la Constitution de*

l'Homme, à la *Théorie des faits médicaux*, et à la *Critique des Systèmes exposés dans l'Histoire de la Médecine, depuis* HIPPOCRATE *jusqu'à ce jour.* — Montp. 1846 : 1re LETTRE, in-8o, de 68 pages, à M. le Profr BOUILLAUD ; 2e LETTRE, in-8o, de 108 pages, à M. Victor COUSIN ; 3e LETTRE, in-8o, de 82 pages ;

29. Extrait de la dernière Leçon du Cours de Physiologie fait dans la Faculté de Médecine de Montpellier (1846-47), sur la *Doctrine de l'Alliance des deux Puissances du Dynamisme Humain :* Leçon dont l'objet principal a été la THÉORIE DE L'ETHÉRISATION. — Montp., in-8o, de 28 pages.

30. Commentaire sur divers passages des Discours prononcés à la Chambre des Pairs en 1847, lors de la discussion du projet de la Loi Médicale de M. DE SALVANDY : passages qui se rapportent aux intérêts de la Faculté de Médecine de Montpellier. — Montp. 1848, in-8o, de 124 pages ;

31. De la Dignité de l'Anthropologie. (Disc. d'ouvert. du Cours de Physiolog. fait dans la Fac. de Méd. : Année scolaire 1849-50.) — Montp. 1850, in-8o, de 26 pages ;

32. Que l'Etude des Passions humaines ne pourra être réellement médicale, qu'en tant qu'elle sera une partie intégrante de la Doctrine de l'Alliance des Puissances dynamiques de l'homme. (Disc. d'Ouvert. du Cours de Physiol. fait dans la Fac. de Méd. : Année scolaire 1850-51.) — Montp. 1851, in-8o, de 24 pages ;

33. *Idée pittoresque de la Physiologie Humaine enseignée à Montpellier.* (Leçons extraites du Cours de Physiologie de l'année 1848-49.) — Montp. 1848-50 (15 leçons) ;

34. Intentions didactiques qui préoccupaient l'Auteur de *l'Idée pittoresque de la Physiologie Humaine enseignée à Montpellier,* lorsqu'il faisait les 15 leçons réunies sous ce titre. — Montp. 1851, in-8o, de 144 pages.

ACCORD

DE

LA DOCTRINE ANTHROPOLOGIQUE

DE MONTPELLIER,

AVEC CE QUE DEMANDENT LES LOIS,

LA MORALE PUBLIQUE, ET LES ENSEIGNEMENTS RELIGIEUX

PRESCRITS PAR L'ÉTAT.

———◦‡✠‡◦———

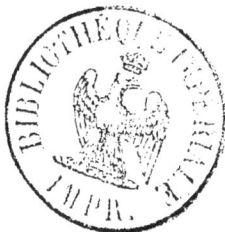

PREMIÈRE LEÇON

DU

COURS DE PHYSIOLOGIE HUMAINE MÉDICALE,

FAIT DANS LA FACULTÉ DE MÉDECINE DE MONTPELLIER,

pendant l'année 1851-1852,

PAR M. LE PROFESSEUR LORDAT.

———————

(Extrait de la Révue thérapeutique du Midi.)

———————

MONTPELLIER,

JEAN MARTEL AÎNÉ, IMPRIMEUR DE LA FACULTÉ DE MÉDECINE,

près la Préfecture, rue Canabasserie, 10.

1852

SOMMAIRE.

La Philosophie Naturelle procède à la recherche des causes et des
natures par deux Méthodes : 1° La Méthode Inductive, allant du
connu à l'inconnu ; 2° La Méthode Conjecturale , raisonnant par
hypothèse.—Elles sont appelées : la 1re, Philosophie Rigoureuse ;
la 2e, Méthode Conjecturale, Philosophie *Latitudinaire.* Origine de ce dernier surnom. — La Philosophie Rigoureuse est
enseignée officieusement à Montpellier. Les autres Ecoles Médicales, ou se dispensent de toute Philosophie pour l'Anthropologie, ou suivent la Philosophie Latitudinaire. — Obligation où
est le Professeur de Physiologie Médicale de mettre un accord
entre les Leçons de la Science de l'Homme et les Notions Morales
que demandent les Lois, la Morale publique et la Religion. —
Coup-d'œil sur les Ecoles Médicales où la Philosophie est ou
nulle ou Latitudinaire : Opinions qui en résultent et qui sont
contraires à la Science Médicale, aux Lois, à la Morale et à la
Religion. — Coup-d'œil comparatif sur la Doctrine enseignée
dans l'Ecole de Montpellier, où la Philosophie Naturelle
Rigoureuse est la seule Méthode employée.—Résultats de cette
Doctrine sous les rapports de la Législation, des Mœurs et de
la Religion. — Soupçons de deux Personnages graves sur l'orthodoxie de l'Enseignement de Montpellier, relativement à la

Doctrine de la Dualité du Dynamisme Humain. — En attendant une accusation en forme, justification provisoire fondée sur ce fait : que la *Dualité du Dynamisme Humain* est enseignée par des Théologiens notables des trois Communions établies en France, de la Catholique, de la Protestante, de la Judaïque. 1º M. l'Abbé FLOTTES. 2º DERHAM. 3º BOSSUET. 4º St AUGUSTIN. 5º SYNÉSIUS, et à son occasion CLAUDIEN. 6º St PAUL. 7º MOÏSE, expliqué par M. le Pasteur CORBIÈRE. — Conclusion. — Philosophie Latitudinaire ennemie de la Philosophie Rigoureuse, mais lui étant utile, en lui fournissant l'occasion de perfectionner ses procédés, d'accroître et de fortifier toutes les parties de sa Doctrine.

MESSIEURS,

Le dernier écrit que j'ai publié, et dont le titre exprime les intentions qui m'occupaient précédemment, lorsque je présentais à nos Elèves une *Idée pittoresque de la Science de l'Homme*, avait pour but capital de leur faire bien comprendre l'esprit de la Méthode Philosophique de l'Enseignement Médical exercé dans l'Ecole de Montpellier.

Le caractère de cette Méthode ne pouvait être suffisamment senti qu'en la mettant en parallèle avec une autre, qui est plus générale, soit parce qu'elle est plus conforme au goût de la majorité, soit parce que la première n'est pas assez répandue dans l'Enseignement secondaire pour que le public se trouve en état de l'apprécier.

La Philosophie Naturelle, disais-je, contient deux Méthodes : dans la première, on recherche les causes par

2

l'expérience et par l'induction, en procédant *du connu à l'inconnu;* dans la seconde, l'on cherche à deviner les causes des faits par des conjectures hypothétiques.

La première a ses règles fixes ; elle dirige l'esprit avec une sévérité comparable à celle d'EUCLIDE. Si elle est lente, si elle reste près des phénomènes, l'esprit a l'avantage de ne jamais s'égarer, et de pouvoir se dire que les idées acquises par ce moyen sont incontestablement des Vérités. Nous pouvons la caractériser par le titre de *Méthode Rigoureuse.*

La seconde est le type de la *Licence* intellectuelle. C'est l'exercice de l'entendement dans l'art des conjectures sans limites. Cette liberté est la source du plaisir et du malheur d'employer toute la vie à faire des essais. Comme la découverte de la Vérité est alors presque tout-à-fait fortuite, le Savant qui marche dans cette direction ne s'impose nullement l'obligation d'affermir la Science : il se contente de plaire par l'originalité, la singularité ou l'ingéniosité de ses tentatives.

Comment signaler le travail d'exercices entièrement libres, de recherches d'imagination sans frein, sans contrôle pratique?... D'abord, en conscience, de pareilles opérations mentales peuvent-elles porter le nom de Philosophie? On pourrait le contester. Mais les Ecrivains de cette secte tiennent au titre de Philosophes ; ce serait une injure que de le leur refuser. Soyons donc parlementaires ; mais, puisque la première Philosophie est caractérisée par le nom de *Rigoureuse*, signalons la

seconde par une dénomination contraire. Celle que je pré-
fèrerais à toute autre est la désignation *sans mordacité*,
qu'un Controversiste célèbre avait donnée à la doctrine de
certains de ses adversaires. Le personnage à qui je veux
emprunter ce mot est Jurieu, Professeur de Théologie
Protestante de Hollande, qui, engagé dans une violente
polémique théologique avec des Ecrivains ses coreligion-
naires, fut obligé de caractériser un Christianisme où ses
antagonistes n'admettaient ni le dogme de la Trinité, ni
l'Incarnation, ni la Divinité de Jésus-Christ, ni la plupart
des autres articles des trois Symboles, et prétendaient
néanmoins porter le titre de Chrétiens. Il appela une con-
fession si courte, la *Religion du Latitudinaire.* Il n'est
pas possible d'employer un terme, objet de condamna-
tion, plus indulgent et plus poli, puisqu'il n'exprime que
l'excès de la tolérance. J'espère que quand nous nomme-
rons *Philosophie Latitudinaire* la Philosophie sans règle
qui nous dénigre, nous persiffle et nous persécute, on ne
nous accusera de manquer ni d'urbanité, ni de mansuétude.

La Philosophie Naturelle n'est *légalement* enseignée
dans aucune Ecole Médicale. A Montpellier, elle est *officieusement* enseignée par les Professeurs. Celle qu'on y
cultive est la Philosophie Rigoureuse. Hors d'ici, ou l'on
se dispense de toute Philosophie pour l'Enseignement de
l'Art Médical, ou l'on se contente d'une Philosophie
Latitudinaire dont les résultats n'ont aucune constance
et dont les influences sont sans considération et d'une
durée éphémère.

Il y a cependant des Ecoles où sont conservées quelques traditions médicales Hippocratiques : sous ce rapport, elles propagent certains dogmes qui nous sont communs. Mais comme ces Ecoles restent étrangères aux règles de la Philosophie Rigoureuse, les traditions ne doivent paraître à leurs Elèves que des opinions sans portée, gardées respectueusement, non pour leur valeur, mais comme des reliques mentales du Fondateur. Ces précieux souvenirs ont chez nous une autre destination ; profondément interprétés et soigneusement formulés, ils sont devenus des Vérités Doctrinales qui entrent dans la construction de la Science, et qui nous servent à la contexture de la noble chaîne du passé et du présent.

Quand je fus appelé à l'Enseignement Médical public, il y a 50 ans, quoique je fusse placé dans le rang le plus humble, je sentis que mes fonctions m'imposaient des devoirs spéciaux. Il ne s'agissait pas seulement de m'instruire aussi profondément que je le pouvais, puisque je devais instruire les autres : je crus que je m'engageais à coordonner mes Leçons aux intentions que l'Etat exprime dans ses Lois, dans les Mœurs qu'il dirige, dans les Institutions Morales, dans l'Enseignement Primaire. Entre ces Institutions se trouvaient collectivement celles qui représentent le Pouvoir Religieux, dont l'Autorité a senti l'importance, qu'elle respecte comme l'expression d'un besoin indispensable de l'Ame Humaine, et qu'elle favorise comme principe de l'ordre, moyen de la vertu, frein du vice et du crime.

Dans l'Enseignement des Sciences Physiques et Mathématiques, on peut marcher sans précaution, parce que les Vérités et les Erreurs sont sans conséquence par rapport aux Mœurs et à la Morale; mais, dans l'Enseignement de la Science de l'Homme, il y a un grand nombre de Propositions Doctrinales dont l'émission a besoin d'une concordance morale ou légale préalable. A l'époque de la Révolution, quand on voulut opérer un divorce absolu entre la Science et la Foi, l'Enseignement Médical jouit d'une liberté sans borne. Dès que l'Enseignement général fut organisé, l'Autorité sentit la nécessité de soumettre le nôtre à des censures. Je n'en ai été ni surpris, ni peiné : une telle loi ne peut point peser à un Citoyen honnête homme.

Ce Principe de conduite, aussi moral que civique, a toujours été présent à mon esprit dans l'exercice de mes fonctions. — Un de mes premiers devoirs a été de comparer les Propositions fondamentales de l'Anthropologie des diverses Ecoles, pour mon instruction et pour celle de la Jeunesse qui nous est confiée. Le résultat de cet examen, combiné avec l'attention morale dont je parle, m'a causé deux sentiments contraires : un de peine et de confusion qui se rapportait au Corps professoral des Médecins,... et un de satisfaction et presque d'orgueil qui se rapportait à notre Faculté.

Vous devinez, Messieurs, la source du premier. Il y a quelques années que le Matérialisme était le Principe dominant la Physiologie Médicale de la plupart des

Ecoles. Le mot, ayant trop révolté la pudeur publique, a
été remplacé par ceux d'Anatomisme, d'Organicisme, de
Cranioscopie, qui, quoique devenus un peu équivoques,
restent intentionnellement synonymes du précédent. La
Croyance Matérialiste n'est pas simplement une protesta-
tion contre l'Anthropologie Médicale, mais encore une
arme offensive contre la Morale. L'affectation de comprendre dans le même règne de la nature l'Homme et
les Bêtes, est une raillerie contre l'Humanité et une
insulte contre l'Espérance Théologale. — Ne voir dans
l'Homme qu'une seule Puissance Dynamique, c'est saper
la distinction législative et consciencieuse entre le délit
responsable et le délit irresponsable; le délit irrémissible,
comme dépendant de la raison seule, et le délit susceptible d'indulgence ou d'atténuation, comme une défaite
de l'Ame après un long combat avec un Instinct pervers
opiniâtre. — Dissimuler la mauvaise intention d'un scé-
lérat, et confondre sa volonté coupable avec la folie ;
enseigner que la liberté de l'Homme est une chimère, et
partant que la pénalité en est une absurdité; introduire
sans nécessité, dans la Science de l'Anthropologie Médicale, la question des Causes Premières, pour avoir l'occasion d'en exclure l'*Intelligence Divine*, animée de justice
distributive, et y substituer un Destin aveugle, néces-
saire, un Panthéisme, comme on l'a fait à Kœnisberg :
n'est-ce pas réduire à néant la Moralité, le Droit, le
Devoir, la Législation, la Civilisation, la Société Humaine?
N'est-ce pas travailler à éteindre le besoin invincible et

salutaire qu'éprouve l'Homme, de conserver indéfiniment le sentiment de son existence, même après sa vie terrestre ?

Après une excursion mentale que j'ai faite sur un grand nombre d'Ecoles Médicales, fatigué et contristé je suis rentré dans la nôtre, et j'y ai trouvé une consolation ineffable. En y revoyant nos connaissances sur la Constitution de l'Homme, sur toutes les parties de sa vie, sur les Causes Animatrices de son Agrégat..., j'ai repris mon rang, dont les Vivisecteurs et les Naturalistes m'avaient forcé de descendre, pour m'obliger à me croire dans les conditions des Animaux. Je me suis rappelé la Dualité de mon Dynamisme; j'ai distingué ma Vie dont j'ai conscience, d'avec ma Vie Automatique et Instinctive qui m'appartient, mais qui n'est pas *Moi* pensant. Le sentiment intuitif de moi-même, si différent des sensations que me causent les parois et les meubles de la demeure où j'habite, m'a fourni l'idée de la séparation qui existe entre Dieu et le Monde qu'il a créé, et m'a fait sentir de plus en plus l'absurdité du Spinosisme. Ainsi, je trouve dans ma personne un système de lois vitales qui conservent mon corps, et une Ame pensante qui en est la Providence. Je me suis félicité de la concorde des deux Puissances dans le cours de ma durée terrestre, et je me suis plaint amèrement de leurs contrariétés et de leurs combats mutuels. Je me suis résigné aux maux que m'a causés la Force Vitale, lorsque je ne pouvais pas les détourner ; mais je me suis indigné contre Moi quand j'ai

subi les insinuations instinctives par surprise, par séduc-
tion, par lâcheté, par un oubli calculé de ma responsa-
bilité. — Je me suis trouvé d'accord avec les Hommes
éclairés qui aiment la Vérité, la Vertu, l'Ordre, la Société,
l'Humanité, et qui ont le courage de sacrifier leurs singu-
larités excentriques au Bon Sens. — J'ai marché avec les
Confrères attachés aux préceptes d'Hippocrate, et j'ai vu
passer avec indifférence un grand nombre d'individus,
qui, brûlant d'acquérir une réputation prompte, tra-
vaillaient, sans conviction, à couvrir une antique gloire
par l'éclat d'un objet tel quel inconnu, sans s'occuper
ni de sa valeur, ni des probabilités de sa durée.

De savants Naturalistes ont voulu que les Hommes de
diverses couleurs qui habitent la terre, fissent collectivement un genre où se trouvent diverses espèces : à peu
près comme le genre ou la famille des Solipèdes, désigné
sous le nom d'*Equus*, se divise en espèces, qui sont le
cheval, l'âne, le zèbre, le couagga. Le plus grand intérêt
de cette distribution de la Catégorie Humaine est de nous
mettre dans l'Echelle Animale, afin que, par une dégra-
dation anatomique, nous ne soyons distingués des Bêtes
que par des nuances extérieures, assez insensibles pour
être équivoques. De toutes parts se sont élevés des mur-
mures ; mais les motifs n'ont pas été assez puissants pour
arrêter cette propension zoologique. Nous pouvons espérer
qu'un beau Travail récent sur les *Races Humaines* terminera
ces tentatives déshonorantes : je veux parler du savant et
laborieux Traité de M. Eusèbe de Salles, où il sera aisé

de reconnaître que le Dynamisme Animateur de l'Homme sépare si profondément cet Etre de tous ceux qui composent le Règne Animal, qu'on n'osera plus disputailler sur quelques configurations anatomiques, en présence de si grands intérêts; qu'aux yeux des hommes sérieux, l'identité des intelligences, répandues sur la terre, l'emportera sur la considération de certaines variétés physiques, très-probablement accidentelles. L'*Unité de l'espèce*, dogme tout à la fois médical, humanitaire, moral, politique, et par conséquent anthropologique, est démontrée dans ce livre aussi agréablement écrit que fortement pensé : il nous est permis de nous en glorifier, puisqu'il fortifie les principes de notre Ecole, et que l'Auteur s'honore de pouvoir l'appeler sa mère.

Ainsi, notre Doctrine se trouve en harmonie avec les Mœurs, avec la Morale publique, avec la Législation. Pourquoi n'en est-il pas de même des Doctrines des autres Ecoles Médicales? C'est qu'outre notre intention sociale, nous nous sommes soumis fidèlement à une Philosophie Rigoureuse, qui est celle du bon sens et celle de tous les temps;... tandis que nos rivaux ont préféré cette méthode sans gêne qui leur promet tous les jours des tableaux singuliers, de leur façon, qu'ils aiment à nommer *le progrès*.

Un accord pareil à celui que j'ai cherché à vous faire remarquer se trouve entre l'Anthropologie de Montpellier et la Théologie révélée. Chez nous, les Médecins et les Ministres de la Morale Religieuse sont également convainous que *l'homme n'est point une brute*, et ils savent égalament que, dans les services qu'il réclame d'eux, ils doivent s'adresser tour-à-tour à l'Ame pensante et à la Puissance Instinctive qui n'est ni l'Ame ni le cadavre. Je n'ai jamais eu occasion ni de me contraindre, ni de m'observer, parce que mes relations avec ces laborieux et honorables fonctionnaires ont été réciproquement sincères. Le Théologien et le Médecin se rencontrent souvent ensemble chez l'homme ou malade, ou infirme, ou malheureux, qu'ils ont également intérêt à connaître. L'un y apporte des lumières d'en haut, l'autre toutes les vérités déduites des faits au moyen de la Philosophie. Tout ce que nous pouvons savoir sur lui se composera de ces deux sortes de connaissances. Chacun doit désirer de joindre la sienne avec celle du collaborateur. La bonne foi étant la même de chaque côté, et la confiance étant mutuelle, il est arrivé que les Moralistes Religieux et les Médecins de Montpellier se sont abordés et séparés en paix.

C'est d'après cette concorde et d'après la tranquillité qui en résulte, que j'ai appliqué autrefois, dans cette Chaire, à l'Enseignement de notre Faculté le 12e Verset du LXXXIVe Psaume de DAVID : « *Veritas de terrá orta est,* » *et Justitia de cœlo prospexit.* — La Vérité est sortie de »la terre, et du haut du ciel la Justice l'a vue avec satis- »faction. »

Il est vrai cependant que deux hommes dignes de la plus grande considération ont montré quelque inquiétude sur l'orthodoxie de notre Anthropologie; mais je ne crains pas d'assurer que leur crainte, louable dans son principe, a trop pris le caractère ombrageux d'un jaloux, qui s'alarme par ses soupçons, avant qu'aucun motif raisonnable puisse l'excuser.

Un Ecclésiastique étranger, célèbre par son savoir théologique, par ses talents oratoires, par des sentiments très-distingués qu'il a inspirés à des juges compétents,... se déclare contre notre Principe de la Dualité du Dynamisme Humain, sans en avoir étudié l'origine, la philosophie, l'esprit, les applications; il préfère à cette déduction l'*hypothèse de* STAHL. Il ne paraît être instruit ni de la réfutation que notre Faculté en a faite, ni du zèle avec lequel le matérialiste CABANIS et les Panthéistes Allemands s'en sont servis pour leurs Physiologies respectives.

Dans un Livre qui a été publié il y a dix-huit ans, et qui a pour titre : *Les vrais principes opposés aux erreurs du XIX° siècle, ou Notions positives sur les points fondamentaux de la Philosophie, de la Politique et de la Religion; par M. V. de B....*, nous lisons un passage qui semble être une interpellation pressante faite à notre Doctrine, et qui paraît vouloir la compromettre, si l'interpellée ne répond pas suivant l'intention de l'interpellant. Lisons ce passage qui se trouve aux pages 50 et 54.

« Il est à propos de dire un mot d'une *opinion* ancienne, » *long-temps abandonnée*, mais renouvelée de nos jours, » d'après laquelle on reconnaîtrait dans l'homme, outre le » **Principe Intelligent**, un autre Principe qui en serait

» tout-à-fait distinct, qui donnerait la Vie au corps et pré-
» siderait à toutes les opérations matérielles qui échappent
» à l'empire de la volonté. C'est ce qu'on appelle le *Prin-*
» *cipe Vital.* — C'est une question vraiment inextricable,
» disait autrefois LACTANCE, de savoir si l'Ame est la même
» chose que l'Esprit, ou bien si le Principe qui nous fait
» vivre est différent de celui qui nous donne le sentiment
» et l'intelligence. Il ne manque pas de raisons pour et
» contre. — On peut donc embrasser à cet égard le parti
» que l'on croira le meilleur. Mais *il faut toutefois remar-*
» *quer que si l'on reconnaît l'existence de ce Principe*
» *Vital, il faut admettre aussi son immatérialité. Autre-*
» *ment ce serait une* ERREUR AUSSI GROSSIÈRE QUE DANGE-
» REUSE, que de supposer que la matière, essentiellement
» inerte, peut sortir spontanément de son inertie, pour
» communiquer à d'autres portions de la matière le Mou-
» vement et la Vie. Toute cause est nécessairement *imma-*
» *térielle.* »

Il y a long-temps, MESSIEURS, que le public a rendu
justice à ce Livre, et qu'il l'a signalé avantageusement à la
Jeunesse Française studieuse. Je m'associe à ce concert
d'éloges, et je désire que cet ouvrage soit entre les mains
de nos Elèves. Mais, pour me mettre d'accord avec moi-
même, je dois faire mes réserves au sujet de la suspicion
jetée sur notre Principe de la Dualité du Dynamisme
Humain. En attendant que je puisse discuter le fond de la
question, je crois devoir avertir et ces Elèves et leurs
parents, que l'idée de la Force Vitale associée à l'Ame pen-

sante est si peu suspecte, sous le rapport de la Religion,
qu'elle est professée par des Théologiens notables des trois
principales Communions établies en France : de la Catholique, de la Protestante, de l'Hébraïque.—La proposition
que j'avance sera, j'espère, assez bien établie et considérée comme une vérité, si vous voulez entendre les
citations que je vais vous présenter. Je contracterai les
passages pour tout comprendre dans les moments qui me
restent. La conclusion sera que notre Doctrine Physiologique est sans danger sous le rapport religieux.

I. Dans le Livre où j'ai trouvé le passage qui a servi de
texte à mes remarques actuelles, je rencontre une appréciation favorable d'un Théologien que nous honorons tous,
et que vous allez entendre toutes les semaines avec autant
de plaisir que d'instruction. J'en signale l'éloge, non pour
vous apprendre quelque chose sur la valeur de l'homme,
mais pour prendre acte de la confiance que l'Auteur du
Livre cité a pour lui. A la page 54, dans une note où il
s'agit d'une critique faite sur un des ouvrages de M. l'Abbé
DE LAMENNAIS, l'Auteur dit : «On peut consulter avec fruit
» sur son nouveau système, deux brochures d'un Ecclé-
» siastique de Montpellier, M. l'Abbé FLOTTES, distingué
» par l'étendue de ses connaissances. Il ramène à leur
» véritable sens les témoignages allégués par M. DE
» LAMENNAIS à l'appui de son système, et les discute avec
» autant de savoir que de modération et de politesse. »

MESSIEURS, ce digne Prêtre ne craint pas d'associer

notre Enseignement à celui de la Philosophie Naturelle et
Morale qu'il est chargé de propager. Obligé, en 1848, de
prononcer le Discours officiel de la Rentrée de l'Académie
de Montpellier, il prit pour sujet : *Du but et de la loi du
développement de nos Facultés*. L'exorde de ce Discours
professe textuellement l'harmonie dont je félicite notre
Ecole. Ecoutez ses paroles : « Je me hâte de le dire, la
» Psychologie n'embrasse pas l'homme tout entier. Pour
» connaître le *Dynamisme Humain*, l'intervention de la
» Physiologie est indispensable. Je ne l'ai point oublié. »
L'Orateur ajoute modestement que, *pour suppléer à son
insuffisance, il* s'est inspiré de l'Enseignement de notre
Faculté; mais il l'a dit dans des termes qu'il ne m'est pas
permis de transcrire [1]........ Il est donc bien clair que
la Théologie Chrétienne ne se méfie pas de notre Anthropologie.

II. Un Théologien Anglican célèbre, DERHAM, Docteur
d'Oxfort, Chanoine de Windsor, auteur de la *Théologie
Physique*, est très-certainement pénétré du Principe de
la Dualité de notre Dynamisme; puisque, dans ce qu'il a
dit sur l'Homme, après avoir porté son attention d'abord
sur l'Ame pensante, ensuite sur le Corps et ses Organes,...

[1] Le passage de M. FLOTTES est celui-ci: « Et pour suppléer à
» mon insuffisance, je me suis inspiré des Leçons d'une autorité
» que nous sommes accoutumés à admirer, et qui, *sans vieillir*,
» continue de parer la Science des grâces de l'esprit, et de mettre
» à son service les trésors de l'érudition *. »

* « M. le Professeur LORDAT, Auteur de l'*Insénescence du Sens Intime*. » N. du R.

il sent la nécessité d'étudier le système des fonctions
naturelles. En lisant les Chapitres 7ᵉ et 8ᵉ du Livre V,
Chapitres intitulés, le premier : *De l'industrie de la
Nature à prévenir et à chasser les maux du corps*; et
le second : *De la sympathie qui règne entre les parties
du corps*, il est impossible de méconnaître que cette
Nature, dont l'Auteur aime à signaler l'*industrie*, les
forces médicatrices, les *sympathies harmoniques* entre
les organes, est la même que celle dont Hippocrate nous
avait fait connaître les caractères, les pouvoirs et les
services.

III. Bossuet, — vous savez, Messieurs, quel est l'homme
de qui je parle; celui que, de son vivant, on appelait dans
l'Académie Française *Père de l'Eglise*; celui qui, dans ses
relations sociales, était un modèle de douceur, mais qui,
dans les opinions intéressant la Foi, était un Théologien
positif, dont la sévérité s'approchait de la dureté —;
Bossuet aurait été incapable de tolérer le Principe de la
Force Vitale, s'il y avait aperçu le moindre danger. Il
le voit sans peine, il le conseille presque dans son *Traité
du Libre Arbitre*, comme vous le reconnaîtrez dans un
passage que je vais transcrire.

N'oublions pas que Bossuet avait été élevé dans la Philosophie de Descartes, et qu'il devait être accoutumé à en
suivre habituellement et presque machinalement les Principes, qui étaient ceux des Ecoles. Mais un personnage de
ce rang ne pouvait pas ignorer les réclamations des Méde-

cins les plus éclairés , et il ne pouvait pas en méconnaître
la valeur. Le Livre a pour objet d'établir que l'Homme est
libre dans l'exercice de ses volontés, et que par conséquent
il est responsable. Il ne dissimule pas que, dans le cours
de la vie, le corps éprouve des mouvements que l'Ame
pensante n'a pu ni opérer ni empêcher, et c'est à cette occasion qu'il prononce les paroles que vous allez entendre.

« On voit, par les convulsions et les autres mouvements
» involontaires, combien peu nous sommes maîtres de nos
» membres ; de sorte qu'on doit penser que le même Dieu
» qui meut tous les corps selon de certaines lois, en
» exempte cette petite partie de la masse qu'il a voulu
» unir à notre âme et qu'il lui plaît de mouvoir en con-
» formité de nos volontés.

» Voilà ce que nous pouvons connaître clairement tou-
» chant le mouvement de nos membres. Je n'empêche pas
» qu'outre cela, on n'admette, si on veut, dans l'âme une
» certaine faculté de mouvoir le corps , et qu'on ne lui
» donne une action particulière. » (Vous comprenez ,
Messieurs, que ces mots font allusion à la *Force Vitale*
Hippocratique.) « Il me suffit que, soit qu'on admette,
» soit qu'on rejette cette action , cela ne fait rien à la li-
» berté. Car ceux qui admettent dans nos âmes cette action
» qu'ils n'entendent pas , admettront bien plus facilement
» l'action de la liberté dont ils ont une idée si claire. »

Vous voyez que l'Evêque de Meaux ne craint donc pas
la Dualité de notre Dynamisme. Non-seulement il nous
donne la permission d'admettre cette idée, mais il con-

vient que, considérée comme hypothèse, elle nous rend plus utile la conception de la liberté humaine.

IV. L'Auteur des *Vrais principes opposés aux erreurs du XIX° siècle* dit que, quand il s'agit de pensées religieuses, c'est surtout dans l'Antiquité qu'il faut les étudier, comme plus conformes à la vérité. Nous ne craignons pas de comparer nos dogmes anthropologiques avec l'Antiquité ecclésiastique. Si LACTANCE nous donne la permission de *penser comme il nous plaira sur la Force Vitale*, Saint AUGUSTIN, qui est une autorité d'un autre poids, l'enseigne de la manière la plus évidente.

Je vous prie de lire avec attention les deux Livres de cet Auteur qui se rapportent à l'Ame, ayant pour titres, l'un : *De Immortalitate Animæ*, et l'autre : *De quantitate Animæ*. Mon intention n'est certainement pas de vous entretenir du sujet de ces opuscules : je vous invite seulement à examiner si l'Auteur n'est pas persuadé de la Dualité du Dynamisme Humain.

Dans le Livre *De l'Immortalité de l'Ame*, l'Auteur veut faire valoir surtout la constance et l'immutabilité de la Raison. Pour faire valoir cette immutabilité comme argument, il distingue dans les Puissances de la Vie les deux causes des anciens Philosophes, l'*Ame raisonnable* ou l'*Animus*, et l'*Ame irraisonnable*, qui est la Puissance par nous nommée *Force Vitale*. Tant qu'il s'agit de faire valoir l'immutabilité de l'Ame pensante, il affecte de nommer cette Puissance *Animus*. — Il nous fait remar-

. quer que l'*Animus* n'est pas plus capable de se convertir
en corps que de se *convertir en Ame irrationnelle.* —
N'est-il pas donc vrai que, dans une Dissertation tout-à-
fait chrétienne, l'illustre Evêque d'Hippone parle un langage conforme à celui de notre Physiologie Humaine?

Le Livre *De quantitate Animæ* (*De la valeur de la
Puissance mentale*) est un Dialogue qu'Augustin paraît
avoir fait pour l'instruction d'un Disciple de prédilection.
Des questions assez nombreuses y sont traitées par ordre.
Celle de la nature des Bêtes se présente; et je ne crains pas
de vous dire que ce que j'y ai lu m'a paru plus conforme
aux règles de la Philosophie Rigoureuse que ce qui est
écrit dans l'Ecole de Descartes et même dans l'Anti-
Lucrèce.

Dans cette partie de la Dissertation, l'Auteur raconte
une observation qu'il avait faite inopinément, et il y
ajoute ses réflexions survenues à cette occasion. Un ver
ayant été divisé par des sections, Augustin fut frappé de
voir ces fragments faire des mouvements de contorsion,
de reptation, d'ondulation, semblables à ceux qu'opérait
l'animal quand il était entier. — En suivant le langage
commun, il fallait exprimer le fait en disant que l'âme
du ver avait été divisée en diverses âmes, toutes capables
d'exécuter autant de vies. — Or, l'Auteur du *Traité de
l'Immortalité de l'Ame* devait être bien pénétré de son
indivisibilité; aussi cette phrase lui parut et absurde et
ridicule.

A ce sujet, il censure assez longuement les mots qui

représentent des choses différentes, et qui nous exposent à énoncer des propositions pouvant être vraies dans un sens, mais fausses et révoltantes dans un autre. Le mot *âme* peut servir d'exemple pour cette critique ; il sert pour des natures très-différentes. On peut dire que l'âme des Plantes est divisée ; que celle des vers, et en général, des Animaux, peut être divisée ; mais ce serait une extravagance de dire que l'Ame qui communique avec Dieu a subi des sections. — Il faut bien s'entendre quand on emploie des termes à plusieurs acceptions.

D'après cela, Saint Augustin reconnaît des causes de vie, ou des *Ames* de divers grades. La première est celle en vertu de laquelle le corps se conserve, se nourrit, s'accroît, et engendre son descendant. *Cette* nature *est commune à l'Homme et aux Plantes*, dit-il, *puisque ces fonctions s'exercent dans les deux cas.* — Quoique l'expression d'*Ame irrationnelle* ne soit point prononcée ici, comme elle se trouve plusieurs fois dans le Livre précédent, on ne peut pas douter que ce ne soit la continuation de la même idée.

La cause de vie du second grade est l'Ame des animaux, où est non-seulement le système des fonctions déjà mentionnées, mais encore l'aptitude à éprouver les sensations par le secours des organes sensoriaux, et à faire diverses actions, résultats de ces sensations simples ou combinées.

La cause de vie, ou âme, du troisième grade, est celle qui est propre à l'Homme ; elle se caractérise par ses

œuvres, « qui sont, par exemple, les Arts mécaniques,
» l'Agriculture, la construction des villes, des édifices et
» des établissements prodigieusement variés ; les inven-
» tions dans les Lettres, les signes des syllabes, les mots,
» les gestes qui s'y rapportent, les sons qui en sont les
» moyens représentatifs, la Peinture et les Arts du Dessin ;
» les langues des Nations, les institutions nouvelles, le
» perfectionnement des anciennes ; une multitude de livres
» et de monuments pour la conservation des pensées dont
» doivent se servir les contemporains et la postérité ; —
» les ordres de fonctions publiques, d'autorités, de dignités,
» soit dans les familles, dans les corps administratifs ou
» militaires de l'Etat, dans les dispositions tant profanes
» que religieuses ; — l'art de penser et de raisonner ;
» celui de transmettre les idées par l'éloquence ou par les
» vers ; — les jeux et les amusements extrêmement diffé-
» rents ; — le talent de la Musique ; — les parties fort
» difficiles des Mathématiques ; la divination du passé et
» de l'avenir. — Tous ces effets appartiennent uniquement
» à l'Homme. »

Suivant Saint AUGUSTIN, ces actions de l'Homme appartiennent à toute Ame Humaine et en caractérisent la
nature; mais cette Ame est susceptible de quatre degrés
de perfection qui varient dans les divers individus. — Le
premier est un progrès dans la contemplation de tout ce
qui est beau ; — le second est le penchant pour la pureté ;
— le troisième est le goût et l'acquisition de tout ce qu'il y
a de grand et de beau dans l'ascension vers la Divinité ;

— le quatrième est l'état de perfection acquise et la béati-
tude qui caractérisent la superiorité des Ames parvenues
à l'éternelle paix où elles tendaient.

En réfléchissant sur la Théorie de l'Ame Pensante de ce
grand Docteur de l'Eglise d'Occident, on ne peut pas méconnaître que l'Ame rationnelle n'est seule toute à Dieu,
que lorsqu'elle est sortie du Corps. Pendant toute la vie
terrestre, l'Ame Humaine est associée à l'Ame irrationnelle : si cette proposition n'est pas énoncée explicite-
ment, elle est implicitement renfermée dans le Dialogue.
— C'est dire que Saint Augustin reconnaissait dans la
Constitution de l'Homme entier un Dynanisme composé
d'une Ame immatérielle et immortelle et d'une Ame irrationnelle semblable à celle des Plantes. Sa Doctrine ac-
cepte donc la Dualité du Dynamisme Humain, ce qui est
l'idée capitale de la nôtre.

V. La Dualité du Dynamisme Humain était une connaissance presque vulgaire, dans le temps de Saint
Augustin ; elle était liée avec les connaissances religieuses
sans la moindre difficulté. — Je voudrais bien savoir
si elle a jamais été textuellement exclue et condamnée.
A l'époque dont je parle, le Poëte Claudien a conçu la
Constitution de l'Homme conformément au principe de la
Dualité du Dynamisme Humain. Je ne prétends pas l'inscrire dans la liste des Théologiens, puisque nous ne
savons pas même s'il était Chrétien ; mais il a exprimé sa
Physiologie Anthropologique dans son Poëme sur le qua-

trième Consulat d'Honorius. Or, puisqu'il voulait émettre
un sentiment religieux dans un Panégyrique dont le Héros
était un Prince Chrétien, il devait parler suivant les idées
dominantes de l'époque. Voici la manière dont il énonce
sa pensée : « Pour que l'Homme pût subir la mort, l'Au-
» teur de la Nature lui a donné deux Ames ; au moment de
» la mort, il en reste une qui subit le sort du cadavre,
» tandis que l'autre, inaccessible aux moyens destruc-
» teurs qui ont consumé le bûcher, s'envole vers les régions
» élevées. »

A cette époque vivait Synésius, Citoyen de Cyrène,
illustre par ses talents, son éloquence et ses vertus, et
Evêque de Ptolémaïs ; je ne crains pas de l'inscrire
au nombre des Théologiens qui ont enseigné la Dualité
du Dynamisme Humain. Il a reconnu, dans la Création, l'Ordre Physique, l'Ordre Intellectuel, l'Ordre
Vital, tous très-distincts....., et il reconnaît que, dans
l'Homme, se trouvent et l'intelligence et une Puissance
Vitale qui avait été faite pour elle. Veuillez entendre
quelques strophes de ses Hymnes, pour que vous con-
naissiez la manière dont il exprimait cette pensée. C'est
à Dieu que le Poëte adresse et ses louanges et ses prières.
— « C'est par toi que la Nature suprême, moyenne
» et inférieure, jouit de tes dons précieux ; = c'est
» pour toi que les sphères, qui ne connaissent pas la
» vieillesse, roulent dans leur mouvement infatigable. » —
Ceci est pour l'Ordre Physique. — Allons à une strophe
qui est pour l'Ordre de l'Intelligence. Je passe celle qui

se rapporte aux purs esprits : — « C'est toi qui dispenses
» l'intelligence aux Êtres Divins et à ceux des Êtres mor-
» tels qui ont été trempés de la rosée intellectuelle. » —
Voilà l'*Animus* de l'Homme.

Je renvoie à un autre temps l'examen d'une strophe
qui certainement se rapporte au Dynamisme des Bêtes,
mais dont la traduction française me paraît inintelligible,
parce que le Traducteur n'avait pas une notion suffisante
de la distinction des deux Puissances Dynamiques. — Mais
je crois voir notre principe dans la strophe suivante :

« Les aveugles rejetons de l'Ame sont suspendus à ta
» chaîne, et toutes les Créatures qui sont dépourvues d'in-
» telligence puisent dans ton sein la force qui les conserve,
» force que ta puissance leur communique de ton sein
» mystérieux. »

Que peuvent être les *rejetons* d'une Ame, et qui sont
aveugles ? Ils ne peuvent être que des pouvoirs qui ont
été faits pour l'intelligence, et qui ne se sentent pas. Collectivement, ils composent une Force Vitale Humaine ;
mais, comme l'Ame Pensante n'est ni la créatrice, ni la
maîtresse absolue de la Force Vitale ; que, de plus, le
Dynamisme Bestial n'a point un gouverneur intelligent,
et que par conséquent il est sans guide plus encore que la
Force Vitale Humaine...., l'Ordre Vital doit nécessairement ressortir à sa toute-puissance.

VI. Si nous remontons à la naissance du Christianisme,
la Dualité du Dynamisme Humain se présente manifeste-

ment dans Saint PAUL. BARTHEZ l'avait fait remarquer, et sa citation a été répétée par beaucoup d'écrivains postérieurs, et spécialement par RICHERAND. Mais ce passage n'est pas celui que je choisirai pour l'autorité que je demande, attendu que les *deux lois* dont parle l'Apôtre peuvent être interprétées autrement. — Mais celui que j'ai récité ici l'an dernier, lorsque je m'élevais contre la proposition principale de JANSÉNIUS, exprime si textuellement la Dualité de notre Dynamisme, qu'il nous paraît impossible à nous-même d'en rédiger une autre formule.

Ce que je vais lire, ce sont les 12ᵉ et 13ᵉ Versets du IVᵉ Chapitre de l'*Epître de* Saint PAUL *aux Hébreux*. Pour bien comprendre les paroles que vous entendrez, il faut que vous sachiez quelle était l'intention de l'Auteur dans ce lieu de l'Ouvrage. — L'idée la plus générale est que la Loi Nouvelle de JÉSUS-CHRIST n'est pas, comme celle de MOÏSE, gravée sur des Tables, mais bien dans la Conscience Humaine; que l'instruction donnée par le Médiateur vous a appris à chercher dans la Constitution de votre Être la source de vos fautes ; que vous devez sentir si elles naissent d'une raison motivée de tout point, et par conséquent criminelle dans sa naissance, dans sa continuation, dans sa consommation.....; ou si leur origine est dans un Instinct sans motif, une impulsion née des organes, Instinct et impulsion que la volonté a combattus, et si l'Ame Pensante a succombé par connivence ou par *irrésistibilité*. L'Apôtre vous recommande d'être sincère dans ce que vous dites à votre Pontife, qui est intermédiaire entre vous et le Tout-Puissant, d'autant qu'il vous est impossible de le tromper, même dans la question de l'irrésistibilité.

Cette instruction que votre conscience a reçue est ce que Saint Paul appelle la *parole de Dieu*, τὸ λόγος του θεου... — En voici les termes traduits :

« La Parole de Dieu est vive et efficace, et elle perce plus
» qu'une épée à deux tranchants. Elle entre et pénètre
» jusqu'à la séparation de l'Ame et de l'Esprit, jusqu'à la
» division des jointures et des moelles, et elle discerne les
» pensées d'avec les tendances du cœur. — Nulle Créa-
» ture ne lui est cachée, car tout est à nu et à découvert
» devant les yeux de celui de qui nous parlons. »

Messieurs, connaissez-vous un langage plus clair et plus énergique pour exprimer notre Doctrine de la Constitution Humaine, la distinction des trois Eléments : d'un Agrégat matériel, d'une *Anima irrationalis* ou Force Vitale ins- tinctive, et d'un *Animus*, *Mens*, *Esprit* ou *Ame pen- sante*, seule capable d'intelligence? — Convenons que notre Enseignement ne peut ni égarer, ni scandaliser un Chrétien, de quelque Communion qu'il soit, puisqu'il est identique avec l'instruction que l'Apôtre des Nations répandait sur ses Compatriotes convertis.

VII. Ce n'est pas seulement dans le Nouveau Testa- ment que nous trouvons les idées fondamentales de notre Anthropologie ; il ne serait pas difficile d'en apercevoir les germes assez développés dans l'Ancien.

En réfléchissant sur l'Histoire pittoresque de la forma-
tion de l'Homme dans la Genèse, il m'a toujours semblé
que les détails de ce grand événement exprimaient des
actes de création, dont chacun se rapportait à la produc-
tion d'un des éléments constitutifs de notre premier Père.
Certains Peintres paraissent avoir eu cette idée complexe,
et grâce à cette Anthropogénésie sacrée en trois temps,
ils nous ont montré la création de l'Agrégat Organique,
celle de la Force Vitale instinctive et celle de l'Intelligence
ou Ame Pensante.

J'ai favorisé cette conjecture, qui n'est nullement en
opposition avec les traductions latines et françaises dont
j'ai pu disposer, et dont quelques-unes la favorisaient
directement. Cette manière de voir est venue à la connaissance d'un des Membres du Clergé Protestant de cette
ville : je veux parler de M. le Pasteur Corbière, qui a eu
l'extrême bonté d'apporter un argument de plus en faveur
de ma pensée. Il le tire de quelques recherches philolo-
giques qu'il a faites sur des acceptions de diverses expressions de la Langue Hébraïque. Ses études sur cette langue
lui ont fourni l'occasion de comparer des textes impor-
tants avec les traductions correspondantes. Dans une con-
versation avec lui, je fus convaincu de choses que je
soupçonnais. Je lui demandai une Note écrite de sa main
sur ces objets : il accéda obligeamment et promptement à
ma prière. Il ne faut pas que cette Note soit pour moi
seul; mais, comme elle est très-érudite et pleine de citations dont la lecture n'est pas du ressort du débit oral,

je dois me contenter d'en extraire le résultat relatif au sujet qui nous occupe, sauf à l'imprimer entièrement dans la suite.

«L'Hébreu de la Bible, dit M. CORBIÈRE, reconnaît » l'existence de trois Principes en l'Homme, et a des expres- » sions particulières pour chacun d'eux.

» L'Hébreu signale en effet :

» 1° Le Principe Matériel par le mot GAPHAR, *pulvis*, » *humus*, quand il s'agit de la substance dont la Créature » Humaine a été faite. — Le mot BASSAR désigne cette » substance animée, vivante, et ses penchants : c'est notre » chair, *caro*. Il s'applique aux Hommes et aux Ani- » maux.....

» 2° Le Principe Vital, NEPHECH, *Anima per quam* » *Corpus vivit, concupiscentia.* Ce mot s'applique égale- » ment à la Brute et à l'Homme.

» 3° Le Principe Supérieur, NECHAMEH, *Spiritus* DEI » *vitam et sapientiam præbens.* Il ne s'emploie qu'en par- » lant de l'Homme et de DIEU : une seule fois il est em- » ployé pour désigner les Animaux et les Hommes simul- » tanément. »

Viennent ensuite les passages justificatifs.

NOTE de M. le Pasteur Corbière,

mentionnée et mise à profit dans la Leçon de M. le Professeur LORDAT, du 1er Décembre 1851;

Note que l'Auteur a récemment revue, corrigée et augmentée, sans aucune convention réciproque des deux Auteurs respectifs.

« Pour arriver à la connaissance des idées que la Bible nous donne de la nature de l'Homme, il est indispensable de commencer par l'étude des expressions qu'elle emploie.

» Le mot GAPHAR, *pulvis, humus, argila,* désigne la substance dont la Créature Humaine a été faite. « DIEU » forma l'Homme de poudre prise de la terre (*gaphar min* » *hhadamah*). »

» NEPHECH, *Anima per quam corpus vivit, concupiscentia.* Ce mot s'emploie en parlant de la Brute, des poissons et des oiseaux, aussi bien que de l'Homme. Job parle (Ch. XXII, v. 8) de tout reptile et de tout animal ayant en lui âme (*nephech*) de vie. Il désigne le Principe Vital, la chaleur animale qui réside dans le sang.

» Lévitique, Ch. XVII, v. 11. « L'âme de la chair (*nephech* » *habassar*) est dans le sang »; et, au verset 14 du même Chapitre, nous lisons : « L'âme de toute chair (*nephech* » *kol bassar*) est dans son sang... Vous ne mangerez point » le sang d'aucune chair, car l'âme de toute chair (*nephech* » *kol bassar*) est son sang. »

» Deut., Ch. XII, v. 29 : « Garde-toi de manger du sang, » car le sang est l'âme (*nephech*), et tu ne mangeras point » l'âme (*nephech*) avec la chair. »

» Exode, Ch. xxi, v. 23 : « Donne vie pour vie (*nephech*
» pour *nephech*). »

» Quand Elie ressuscite le fils de la veuve de Sarepta
(I Rois, Ch. xvii, v. 21 et 22), il est dit que l'âme (*nephech*)
de l'enfant rentre en lui.

» Il est évident, d'après ces exemples, que le mot
nephech, traduit par *âme* dans nos versions, signifie
Principe de vie, *Chaleur vitale*.

» Nous ne dissimulerons pas que le même mot *nephech*
est pris souvent dans un sens spirituel, et désigne bien
positivement le Principe supérieur de la Nature Humaine.
Il a cette signification dans tout le cours des Livres de la
Bible, et principalement dans les Psaumes, où l'on trouve
souvent des expressions comme celle-ci : « Mon âme
» (*nephech*) a soif de Dieu. »

» Le mot Bassar, *caro*, désigne ce que nous appelons du
nom de *chair*, *viande*, soit qu'elle se trouve jointe au
Principe Vital ou qu'elle en soit séparée, qu'elle vive ou
qu'elle soit morte : il désigne l'Animal et ce qu'il y a de
tel dans la Nature Humaine, ses penchants charnels.

» Genèse, Ch. vii, v. 15, 16, 21 ; Ch. viii, v. 17 : « Il
» vint à Noé de toute chair (*bassar*) ayant esprit de vie. »

» Genèse, Ch. vi, v. 3 : « Mon esprit (de Dieu) ne con-
» testera pas avec les Hommes, aussi bien ne sont-ils que
» chair (*bassar*) » ; dans ce sens : ne sont-ils que *charnels*.

» L'emploi du mot Nechameh est rare dans la Bible,
mais il a toujours une signification spirituelle. Voici cette
signification ; nous la prenons dans le Dictionnaire de

GESENIUS : « *halitus , spiritus , spiritus Dei vitam et*
» *sapientiam præbens , spiritus Hominis.* » Ce mot ne
s'applique qu'à l'Homme et à DIEU.

» Un seul passage de la Bible, ou du moins la manière
dont on l'a traduit, paraît en contradiction avec cette
affirmation de notre part : nous devons le discuter. Il est
dit (Genèse, Ch. VII, v. 21) : « *Et toute chair qui se mouvait*
» *sur la terre expira, tant les oiseaux que le bétail, les*
» *bêtes et tous les reptiles qui se traînaient sur la terre: et*
» *tout homme.* » Le verset finit là. Après quoi, le verset 22
poursuit ainsi : « *Tout ce qui avait souffle* (*nechameh*)
» *d'esprit de vie dans ses narines, sur la terre sèche,*
» *mourut.* » Toute la question est de savoir si les mots *tout*
ce qui (*kol acher*), se rapportent au dernier membre de
phrase du verset 21, ou au verset tout entier.

» Remarquons d'abord qu'une distinction est faite, au
verset 21, entre tous les Animaux, oiseaux, etc., et
l'Homme; qu'il est dit des premiers : « *Ils moururent.* »
Le sort du second , qui est pris d'une manière générique,
à la fin du verset 21, est déterminé dans le verset 22:
l'Auteur Sacré y dit qu'il n'échappa point à la catastrophe
commune, et qu'il mourut également. Le récit contient
une addition qui met hors de doute que c'est bien de
l'Espèce Humaine qu'il s'agit , puisqu'il y est dit que ces
Êtres qui moururent avaient dans leurs narines le souffle
(*nechameh*) que DIEU y avait mis lors de leur création
(Genèse, Ch. II , v. 7). Deux autres fois cette particularité
est rappelée dans la Bible, en parlant de l'Homme (ISAÏE,

Ch. II, v. 22 ; Job, Ch. XXVII, v. 3). Cette expression n'est jamais employée en parlant des Animaux.

» Notre interprétation est donc fondée :

1° Sur la distinction que fait le verset 21 entre les Animaux et l'Homme.

2° Avant les mots *et tout homme*, de la fin du verset 21, se trouve un *athanach*, signe de ponctuation qui répond à nos deux points; tandis qu'aucun signe de ponctuation n'est placé entre les divers membres de la phrase qui précède, ni même à la fin du verset. Les mots *oiseaux*, *animaux*, *reptiles*, etc., y sont liés par la simple conjonction *et*. Je sais parfaitement que la ponctuation n'est pas des Auteurs Sacrés; elle est pourtant un indice précieux de la manière dont les hommes les plus compétents et les mieux placés entendaient ce verset.

3° Sur cette circonstance que l'Auteur Sacré, après avoir parlé au verset 21 de la mort des Animaux, n'avait pas besoin d'y revenir dans le verset 22 : tandis que, la chose n'ayant pas été affirmée pour l'Espèce Humaine dans le verset 21, il était indispensable de dire dans le verset 22 que cette espèce n'avait pas échappé à la catastrophe qui avait causé la ruine des autres êtres vivants.

4° Nous nous fondons sur le rapport grammatical le plus naturel, puisque nous faisons rapporter le relatif (*kol acher*) *tout ce qui* au dernier sujet exprimé.

5° Notre interprétation puise une force irrésistible dans cette circonstance que l'Être dont la mort est mentionnée au verset 22 est précisément celui qui avait le (*nechameh*) esprit de vie dans ses narines, et, comme nous l'avons dit en rappelant l'Histoire de la Création, cet Être n'était pas l'Animal, mais l'Homme. Si l'on se faisait cette question : — De qui la mort est-elle rapportée dans ce verset ? — l'on serait obligé de répondre : — C'est de l'Être qui avait le *nechameh* dans ses narines —, et l'on verrait ensuite, en cherchant dans la Bible, que cette qualification ne convient qu'à l'Homme.

» Nous croyons pouvoir regarder notre interprétation comme solidement établie, et nous donnons ici d'une manière complète la traduction entière et littérale du passage : «Rendit le dernier soupir toute chair se mouvant » sur la terre d'entre les oiseaux, les bêtes, le bétail, et » d'entre tout reptile rampant sur la terre; et tout homme » qui avait respiration de vie dans ses narines, sur la » terre sèche, mourut *aussi*. » Le mot *aussi* n'est pas dans le texte, nous l'ajoutons comme interprétation.

» C'est ordinairement au *nechameh* qu'est attribuée l'intelligence : « L'esprit (*nechameh*) de l'Homme est une » lampe qui sonde, explore, pénètre les choses les plus » cachées. » (Prov., Ch. xx, v. 27.)

» Nous avons dit que le mot *nephech*, pris ordinairement pour le Principe Matériel ou Animal de la vie, se spiritualise assez souvent. L'inverse n'est pas vrai du *nechameh* ; il ne se matérialise jamais.

» La partie étant prise pour le tout, *nechameh* désigne, comme notre mot *âme*, des personnes, des individus.

» Le mot Rouahh, *vent*, *esprit*, *souffle*, se prend dans des sens très-divers, et s'applique à la Brute, à l'Homme et à Dieu. Le sens du mot est ordinairement déterminé par celui qui l'accompagne. On trouve des passages où il est parlé de l'esprit de Dieu, de l'esprit de l'Homme et de l'esprit de la Brute. On peut consulter : Eccl., Ch. iii, v. 21 : « Qui sait si l'esprit *(rouahh)* de l'Homme monte » en haut, et si l'esprit *(rouahh)* de la Brute descend en » bas »; Genèse, Ch. i, v. 2 : « L'esprit de Dieu *(rouahh* » *éloim)* se mouvait sur les eaux. » On pourrait citer beaucoup d'exemples où le mot *rouahh* seul est pris dans un sens élevé, et désigne soit l'esprit de Dieu, soit le Principe spirituel de l'Homme.

» Après cette étude, arrivons au passage si important de la Genèse (Ch. ii, v. 7), où les mots *gaphar*, *nephech* et *nechameh* sont employés. En voici la Traduction Littérale : « L'Eternel-Dieu forma l'Homme poudre *(gaphar)* » prise de la terre, et souffla dans ses narines esprit » *(nechameh)* de vie, et fut l'Homme en âme *(nephech)* » de vie. »

» Le commencement de la vie animale *(nephech)*, en l'Homme, serait le produit du rapprochement du Principe terrestre *(gaphar)* et du Principe céleste *(nechameh)*, comme l'explosion est le résultat du contact entre la poudre et le feu.

» La confrontation des versets 7 et 19 du Chapitre Second de la Genèse nous fait connaître que si les Animaux, les poissons et les oiseaux, furent comme l'Homme formés de terre, si les uns et les autres eurent en partage le Principe Vital *(nephech)*, l'Homme seul eut le Principe supérieur, spirituel, intellectuel *(nechameh)*.

» La même distinction que nous avons fait remarquer dans l'Hébreu de l'Ancien Testament, se trouve aussi dans le Grec du Nouveau. Les mots πνεῦμα, ψυχη, πνοὴ ξωῆς, ο ἔσω ανθρωπος, correspondent aux mots *rouahh*, *nephech*, *nechameh*, et désignent la nature spirituelle de l'Homme, et les mots σῶμα, σαρξ, χοῦς ἀπὸ της γης, ο εξω ανθρωπος, correspondent à *bassar* et à *gaphar*, et désignent sa nature terrestre et sensuelle. Selon celle de ces deux tendances qui domine en lui, l'Homme est charnel (ψυχικος, σαρχικος) ou spirituel (πνεῦματικος).

» Comme *nephech*, ψυχη, qui désigne le Principe Vital, est pris un nombre infini de fois pour le Principe Spirituel ; et comme *nechameh*, πνεῦμα désigne la faculté supérieure par laquelle l'Homme entre en rapport avec DIEU, la source de l'Intelligence et du Sens Moral.

» Il ne peut pas y avoir de contestation sur l'existence du Principe Vital (ψυχη) dans l'Homme. Existe-t-il aussi un Principe particulier et distinct appelé πνεῦμα ? Toute la question est là ; sur ce point doit porter toute la discussion. Les citations suivantes suffiront pour résoudre la difficulté.

» Hébreux, Ch. IV, v. 12 : « La parole de DIEU, sem-
» blable à une épée à deux tranchants, pénètre jusqu'à la
» division de l'âme (ψυχη) et de l'esprit (πνεῦμα). » Πνεῦμα
et ψυχη sont ici bien distincts.

« L'esprit (πνεῦμα) est la faculté religieuse; c'est par
» l'esprit que l'on prie, on prie dans son esprit (πνεῦμα) »
1.Cor., Ch. xiv, v. 14. — « Et l'esprit de Dieu fait con-
» naître à notre esprit (πνεῦμα) que nous sommes enfants
» de Dieu. » Rom., Ch. viii, v. 16.

»1 Cor., Ch. v, v. 5: « Qu'un tel Homme soit livré à Satan
» pour la destruction de la chair (σαρχος), — la chair ne
» doit pas être confondue avec le corps, — afin que l'esprit
» (πνεῦμα) soit sauvé au jour de Jésus-Christ. » Ici πνεῦμα
ne peut pas être une opération de l'âme (ψυχη), puisqu'il
doit rester éternellement : il est donc un Principe à part.
Ailleurs, il est dit : « Seigneur Jésus, reçois mon esprit
» (πνεῦμα). » Actes, Ch. vii, v. 59 : même observation.

» Nous terminons ces citations par celle de la Première
Epître aux Thessaloniciens, Ch. v, v. 23, qui est si con-
cluante : « Que tout ce qui est en vous, l'esprit (πνεῦμα),
» l'âme (ψυχη) et le corps (σωμα), soit conservé irrépréhen-
» sible pour l'avènement de Notre Seigneur Jésus-Christ. »
Ce passage est d'une clarté qui ne laisse rien à désirer :
les trois mots y sont employés pour servir de dénomination à des choses qui restent. Si elles doivent subsister
encore à l'avènement de Jésus-Christ, elles existent bien
aujourd'hui !

» Nous avons voulu étudier la Nature de l'Homme
d'après les enseignements de la Bible, et nous avons
emprunté nos considérations aux deux langues originales
dans lesquelles nos Saints Livres ont été écrits. Notre
tâche est finie.

» Avant de poser la plume , nous tenons à étayer notre opinion de quelques témoignages historiques.

» L'opinion des trois Principes était reçue des Juifs comme enseignée par la Bible, et l'Historien JOSÈPHE s'exprime ainsi : « Επλασεν ὁ Θεὸς ἄνθρωπον χοῦν ἀπὸ τῆς γῆς » λαβών , καὶ πνεῦμα ἐνηκεν αὐθῷ καὶ ψυχὴν. » Archéolog., l. I.

» Le Docteur PAULUS nous dit que la plupart des Pères de l'Eglise Grecque admettaient la distinction platonicienne entre l'Esprit, l'Ame et le Corps: « *Patres Ecclesiæ* » *Græcæ plerique platonicam distinctionem inter* Spiri » tum, Animam *et* Corpus *factam secuti sunt.* » Heidelb. Jahrb. 1825, N° 11, p. 1041 , cité par WEGSCHEIDER.

» Nous nous croyons en droit de conclure avec cette parole de LACTANCE : « *Non est idem Mens et Anima ; aliud* » *est enim quo vivimus , aliud quo cogitamus.* » Div. inst., Lib. 7, C. 12. »

Il est donc incontestable que notre Doctrine de la Constitution de l'Homme est inscrite dans les Saintes Ecritures et dans les Traditions des Pères. Il n'est donc pas possible que nous nous trouvions en discord avec les Théologiens dans l'Enseignement légal.

De plus, comme notre Anthropologie provient, tout entière, de l'Expérience et de la Philosophie Naturelle, cette concordance se rencontre sans projet, et, par conséquent, l'identité d'idées qui partent de points opposés est une raison puissante de leur certitude. Serait-il téméraire de demander si cette heureuse rencontre n'est pas aussi *humainement* profitable pour l'une et pour l'autre de ces deux Sciences?

Si, dans notre Enseignement, la Science de l'Homme est la déduction inductive la plus rigoureuse de l'histoire des faits, de l'expérience et de la pratique; si ceux qui la détestent ont été incapables d'en réfuter les principes; si, d'une autre part, la Législation, les Mœurs publiques et les Autorités Ecclésiastiques sont en harmonie avec nous, est-il possible que nous trouvions quelque opposition dans le développement de notre Théorie?

Hélas! oui : nous ne le savons que trop; nous la trouverons éternellement dans la Philosophie Latitudinaire.

Mais qu'est-elle donc? Quel rôle joue-t-elle dans la civilisation? — En Morale et dans la Science, c'est la manifestation opiniâtre d'un Scepticisme systématique qui tend à suspendre la marche naturelle de la Société Humaine. Cet ARIMANES Protéiforme n'est jamais ni triomphant ni détruit : tantôt il fait des progrès effrayants; tantôt, réprimé rudement, il se cache pour recommencer ses désordres dans le calme.

Des Observateurs spéculatifs font les demandes suivantes : — Ce fléau est-il un mal absolu? Peut-il être un mal utile? — Des Optimistes répondent affirmativement à cette dernière question. L'ordre, disent-ils, ne se maintient que par une attention perpétuelle. Or, les moyens de sa conservation tomberaient dans l'oubli, si les scandales des excentricités ne mettaient pas de temps en temps en haleine ceux qui sont chargés de maintenir la règle du bien. Les cris séditieux sont excellents pour avertir et perfectionner la Police.

Il est vrai, MESSIEURS, que les bons Livres de Morale nous endorment, si nous n'entendons pas de temps en temps des sentences révoltantes, ou des maximes ironiques pernicieuses.

Les propos de CLÉON ne sont pas sans utilité :

« Tout languit, tout est mort sans la tracasserie.
» . . . .
» Les sots sont ici bas pour nos menus plaisirs.
» . . . .
» Tout le monde est méchant, et personne ne l'est,
» On reçoit et l'on rend ; on est à peu près quitte.
» Parlez-vous des propos ? Comme il n'est ni mérite,
» Ni goût, ni jugement qui ne soit contredit,
» *Que rien n'est vrai sur rien....* qu'importe ce qu'on dit ?
» . . . .
» Aujourd'hui dans le monde on ne connaît qu'un crime,
» C'est l'ennui ; pour le fuir tous les moyens sont bons.
» . . . .
» Au reste, chacun parle et fait comme il l'entend.
» Tout est mal, tout est bien ; tout le monde est content. »

Quand j'ai entendu de pareils discours, je me demande s'il est vrai qu'il n'existe ni bien ni mal, ni vertu ni vice ; je ne tarde pas à sentir le prix des *Pensées* de MARC-AURÈLE, des *Offices* de CICÉRON, et de l'*Imitation* d'A KEMPIS, pour raffermir mon intelligence et régler ma conduite.

Dans la région des Sciences que je suis obligé de cultiver, j'entends une Philosophie Naturelle Latitudinaire

aussi sensée que celle du *Méchant :* « — Rien de vrai, rien
»de faux ; — en Médecine, pas un Principe établi, ni digne
»de l'être; — pas une Proposition Doctrinale qui ne soit
»une hypothèse; — pas une Méthode Philosophique natu-
»relle qui vaille mieux qu'une autre ; — les esprits sont
»très-variés : chaque individu a le droit de se servir du
»sien selon sa manière [1].— Pour la Science de l'Homme, le
»Mécanisme, l'Helmontisme, l'Anatomisme, le Solidisme,
»l'Animisme, le Névrosisme, le Vitalisme ,... sont sur le
»même niveau. — » Ces propos m'ont quelquefois humilié,
découragé, plongé dans l'inertie ;.... mais si j'entends la
lecture de quelques écrits d'HIPPOCRATE, dè BACON, de
NEWTON, de LEIBNITZ, de REID, de BARTHEZ, de ses Dis-

---

[1] Je ne sais pas si ces maximes de Philosophie relâchées
feraient allusion à ce passage qu'on lit dans l'*Introduction* que
M. le Docteur BOUCHER, de Dijon, a mise à la tête de sa traduction du Livre de BAGLIVI intitulé *De Praxi medicâ;* passage qui
fait partie de la censure que M. BOUCHER fait du *Novum Organum:*
« Après avoir examiné les principes mêmes de l'Induction, nous
»avons jeté un coup-d'œil rapide sur les *Rémoras* attachés au
»vaisseau des Sciences; il nous a paru que l'ensemble de ses
»obstacles pouvait se réduire à deux principaux : la *Nature pro-
»pre de l'Esprit* et l'*Autorité.* Au lieu de répondre simplement
»que ces obstacles tenaient à l'Homme et non pas aux Méthodes,
»nous avons recherché l'influence que pouvait exercer chacun
»d'eux. Nous n'avons pas besoin de poser en principe l'originelle
»et incontestable variété des esprits, mais il nous a semblé que
»la Philosophie ne pouvant faire l'Homme à sa manière, elle
»devait le prendre comme il était, et laisser à chacun les armes
»qui lui allaient le mieux. Nous nous sommes demandé, en con-
»séquence, si l'Auteur de la Méthode nouvelle, entraîné par la
»nature propre de son génie, n'aurait pas méconnu l'utilité pos-
»sible du génie des autres, et annulé pour les Sciences ou amoindri
»tous les esprits organisés autrement que le sien. » Pag. LIV.

N. du R.

ciples, de mes laborieux et savants Collaborateurs,.... je me sens ranimé, je suis convaincu de la Science, et ma conscience me rappelle à mes devoirs.

Messieurs et très-chers Elèves,

L'Eglise Romaine ne craint pas de se féliciter de la faute d'Adam, parce que c'est à cet affreux désastre que nous devons les bienfaits de l'Incarnation et les lumières de la Résurrection[1].

Si la faiblesse de notre esprit veut que, dans le Drame de la Vie Intellectuelle, le bon ne soit suffisamment apprécié et recherché qu'au moyen d'une comparaison entre ses effets et ceux du mauvais,.... ne nous plaignons pas de l'existence de la Philosophie Latitudinaire, quoiqu'elle soit l'ennemie de notre Règle : la Philosophie Rigoureuse ne montre jamais si bien sa valeur que dans son opposition avec sa Rivale.

Mais, en subissant, sans murmure, un mal qui doit contribuer à l'accroissement du bien contraire, j'emploierai tout le reste de ma vie à me préserver d'un des plus grands malheurs qui puissent m'arriver, c'est-à-dire que je ferai tous mes efforts pour qu'aucun de ceux que j'aime, si paternellement, ne se trouve jamais dans les rangs de ceux que je dois combattre.

[1] Dans l'*Exultet* du Samedi-Saint.

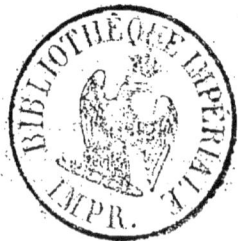

FIN.

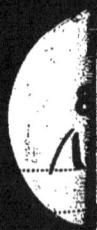

www.ingramcontent.com/pod-product-compliance
Lightning Source LLC
Chambersburg PA
CBHW050548210326
41520CB00012B/2767